主审：周 梁　　主编：张 明　　徐 静　　吴建芳

U0243020

ENT
护理手册

喉切除病人的气道护理

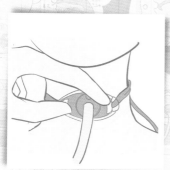

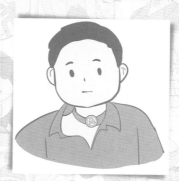

 中国出版集团有限公司

 世界图书出版公司
广州 · 上海 · 西安 · 北京

图书在版编目（CIP）数据

ENT气道护理手册 / 张明，徐静，吴建芳主编 . -- 广州：世界图书出版广东有限公司，2023.11
ISBN 978-7-5232-0874-8

Ⅰ.① E… Ⅱ.①张… ②徐… ③吴… Ⅲ.①气管切开—护理—手册 Ⅳ.① R473.6-62

中国国家版本馆 CIP 数据核字（2023）第 201262 号

书 名	ENT气道护理手册	
	ENT QIDAO HULI SHOUCE	
主 编	张 明 徐 静 吴建芳	
策划编辑	曹桔方	
责任编辑	黄庆妍	
装帧设计	张乾坤	
责任技编	刘上锦	
出版发行	世界图书出版有限公司 世界图书出版广东有限公司	
地 址	广州市海珠区新港西路大江冲 25 号	
邮 编	510300	
电 话	020-84460408	
网 址	http://www.gdst.com.cn	
邮 箱	wpc_gdst@163.com	
经 销	各地新华书店	
印 刷	广州市德佳彩色印刷有限公司	
开 本	787 mm×1092 mm 1/32	
印 张	5	
字 数	104 千字	
版 次	2023 年 11 月第 1 版 2023 年 11 月第 1 次印刷	
国际书号	ISBN 978-7-5232-0874-8	
定 价	55.00 元（全 5 册）	

咨询、投稿：020-84460408 gdstcjf@126.com

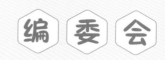

编委会

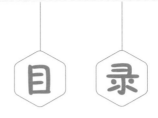

目 录

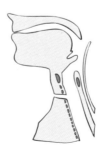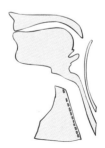

咽喉解剖原理及喉切除手术的分类

 我们一起来认识咽喉

在日常生活中，我们经常将"咽喉"放在一起提及，仿佛它们是一个部位，吃饭呼吸就是靠它，但在医学上，"咽"和"喉"却是两个不同的概念和部位。"咽"和"喉"分别在哪里？它们对人体又起到了什么作用？

咽是消化管道和呼吸管道共同的通道，上宽下窄，好像一个漏斗。分成三个部分：鼻咽、口咽和喉咽（图1）。咽的作用主要是吞咽食物、共鸣，以及扁桃体对机体的免疫防御。

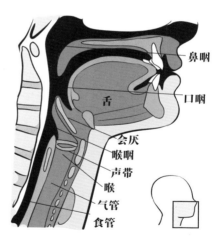

图 1　咽、喉的侧面观

鼻咽位于软腭上方，后鼻孔和咽鼓管开口于此处。口咽与口腔相通，鼻咽、口咽向下延续为喉咽，喉腔通过声门通向喉咽。吞咽时会厌覆盖声门，起到"盖住"气管的作用。食管与喉咽相通，当我们在进食时，食物经过食管进入胃部，会厌就发挥了"盖子"的作用，防止食物进入气管。

喉是呼吸的重要通道，又是发音器官，位于颈部正中。

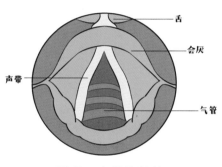

图2　声带的结构

喉的解剖结构包括声门区、声门上区、声门下区。声门区主要结构是左右两条声带（图2），声带之间的空隙就是声门区，如果声带充血、水肿、长小结、息肉、肿瘤等引起声带闭合不全就会讲话无力，声音嘶哑。如果两侧声带均固定于正中，声带不能张开，则病出现呼吸困难，严重者可窒息死亡。

 咽喉癌的早期症状和治疗手段

喉癌在我国整体发病率较低，很多人会忽略这个疾病，常常把喉癌当作普通的喉炎来处理，病人没有得到及时救治导致疾病恶化。喉癌的原发部位不同导致出现的症状也不同。常见的临床表现有声音嘶哑、咽部不适和异物感、咽喉疼痛、咳嗽，或痰中带血，晚期可发生颈部淋巴结转移。喉癌是一种预后比较好的肿瘤，70%的喉癌病人经过规范手术治疗可保留喉功能，发现越早，治疗效果越好。

喉癌治疗方法目前主要以手术为主、放化疗辅助的多学科综合治疗，在彻底根除肿瘤的同时尽量保留和重建喉的功能，在治愈肿瘤的同时提高生存质量。根据切除范围的不同，可以分为喉部分切除术和喉全切除术（图3）。

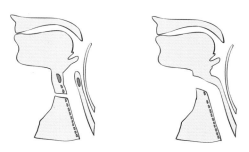

图3 喉部分切除术（左）和喉全切除术（右）

💡 这两种手术有什么区别？

喉部分切除术：只需要切除包含肿瘤的那部分喉，保留发音功能，把缺损的地方缝合和修补起来，喉的结构大体存在，病人可以说话。术后可能需要佩戴气管套管辅助呼吸一段时间，日常生活中可以基本实现正常活动及社会交流。

喉全切除术：适用于晚期肿瘤，切除整个喉部组织，包括声带、舌骨、会厌、甲状腺和环状软骨以及一些气管软骨环（图3）。术后会导致失音、嗅觉减退，颈部形成永久气管造口，社会功能受到较大影响。

哪些情况需要做喉全切除术？

（1）未经治疗的喉癌肿瘤范围较大，已经侵及甲状软骨和其他结构。

（2）治疗（放疗加或不加化疗）后复发的喉癌。

（3）喉部以外的头颈癌手术（如下咽和舌根）为防止术后误吸导致吸入性肺炎。

（4）非功能性喉，由于咽或食管狭窄而影响吞咽或饮水。

部分喉切除又有哪些常见手术方式？

根据切除的部位、范围，包括以下八种术式：

（1）CO_2激光手术

（2）喉垂直部分切除术

（3）喉额侧部分切除术

（4）喉扩大垂直部分切除术

（5）喉声门上水平部分切除术

（6）喉水平垂直部分切除术

（7）环状软骨上喉部分切除术

（8）喉近全切除术

其中应用较为广泛的主要包括三种，喉垂直部分切除术、喉声门上水平部分切除术、环状软骨上喉部分切除术。喉垂直部分切除术适应于单侧声带病变，一般切除患侧声带和部分喉。喉声门上水平部分切除术适用于早期声门上癌，切除对象主要为会厌、假声带上部病变等。环状软骨上喉部分切除术广泛用于治疗晚期喉癌，可在完整切除恶性肿瘤的同时尽可能保留喉器官功能，改善术后生存质量。根据肿瘤部位、切除范围及重建方式的不同，可分为环状软骨－舌骨－会厌固定术（cricohyoidoepiglottopexy，CHEP）和环状软骨－舌骨固定术（cricohyoidopexy，CHP）等术式。其中 CHEP 是声门型喉癌的主要治疗方式；而 CHP 则在 CHEP 切除范围的基础上，切除会厌及会厌前间隙，是声门上型喉癌的主要治疗方式。

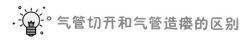 气管切开和气管造瘘的区别

气管切开术是将颈段气管切开后置入特制的气管套管，在颈部建立新的通道从而保持呼吸道通畅，改善通气。气管

切开术适用于喉部炎症、肿瘤、外伤、异物等各种原因引起的喉阻塞。而喉全切除术由于切除了喉部组织，正常的呼吸通道改变，需在第一气管环与环状软骨之间切断气管，气管断端需缝于颈部造口处，气管通过瘘道经皮肤与外界相通，颈部会留有永久性气管造口，初期需放置气管套管保持气道通畅。气管切开和喉部分切除术在拔除气管套管后，造口可在 3 ~ 4 天愈合。气管切开和气管造口相似（图 4），都是由于人体正常上呼吸道的完整性、密闭性和防御机制遭到破坏，对吸入气体的加温加湿及排痰能力降低，所以永久气管造瘘的气道护理方案与非机械通气气管切开气道护理方案基本相同，护理内容参见气管切开病人的气道护理，本册书不作重复讲解。

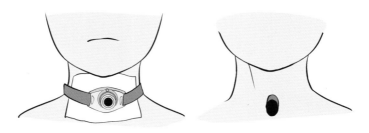

图 4　气管切开（左）和气管造瘘（右）

为什么有些喉部分切除病人试吃会出现呛咳？

人体是如何进行吞咽的？

食为天性，静静地咀嚼，细细地回味，喉结不时上下蠕动，连那咽口水的声音都能听得一清二楚。然而如此自然而然的动作并非我们想象的这般简单。

吞咽是一个复杂的生理过程，需要神经的支配、肌肉及骨骼的动作协调。当食物被送入口腔后，会与唾液混合，经过牙齿咀嚼及口腔内各结构的共同合作后，食物被分解成小块，我们将这些食物小块称为"食团"。吞咽过程中，舌头会自然抬高到口腔顶端，该动作会引导食团离开口腔，随即进入咽喉再进入食管，通过肌肉收缩，最终食团被顺利运送到胃内（图5）。根据食物所经过的部位不同，临床医生习惯将吞咽过程分为四期：口腔准备期、口腔推送期、咽期、食管期。

正常吞咽过程

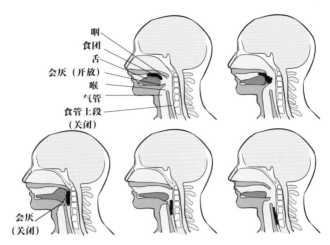

咽
食团
舌
会厌（开放）
喉
气管
食管上段
（关闭）

会厌
（关闭）

图 5　人体正常吞咽的过程

　　吞咽的每一期并非独立的，而是一系列连续的反射动作，食团相继刺激了软腭、咽部和食管等处的感受器，感受器将传入冲动通过延髓中枢再向咽、喉、食管等处发出传出冲动，最终形成连续的吞咽动作。

在进食时，喉是怎样发挥作用的？

　　我们在进食时，喉部会产生一系列的生理活动：首先，软腭向上向后提升，咽后壁向前凸起，从而封闭了鼻咽通道，防止食物反流至鼻腔。与此同时，舌根下降和后缩与咽后壁接触，闭锁上咽腔，增加咽推动食团的动力，防止食物重新进入口中。其次，声带内收，喉头抬高，并向前紧贴会厌软骨，封住咽喉通道，使呼吸暂停，可防止食物进入气管。最后，当喉头前移时，食管上端张开，食物被挤入食管，继而引起食管蠕动，食团前端的食管壁肌肉舒张，后端的食管壁收缩。这种肌肉的顺序收缩，将食团向前推进（图6）。经过这四个环节，食物最终被顺利运送到胃内。

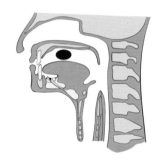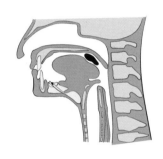

图6　进食时喉部生理活动

在进食时喉部如何预防呛咳和误吸？

从上文可以看出，喉部在人体吞咽过程中发挥着重要角色。喉不仅可以防止食物反流入鼻腔、口腔及进入气道，还能协助食团运送到食管内。我们知道喉它不仅是一扇功能强大的"门"，还是一条重要的"传送带"。气道保护功能是喉部正常生理活动之一，该功能能防止人在进食时不发生呛咳和误吸，那么这扇门是如何发挥它的保护功能的？

吸入的空气和摄入的营养成分会通过口咽进入到喉部骨骼之一——会厌软骨。会厌就像盖子，因为会厌软骨的茎附着在甲状软骨的前边缘，它的上部可以自由活动，能向上或向下摆动，吞咽的时候，会厌软骨向下盖住声门关闭喉入口，同时双侧室带向中线靠拢，加上吞咽时声带内收、关闭，最终引导食物和液体避开气管进入食管。以上过程可引发喉体上提、食团下移、食管口开放等过程，使食物经梨状窝进入食管，而不误吸入呼吸道。

若人体在进食的时候大笑、打闹、嬉戏、大声说话或被打骂、恐吓，食物颗粒极易进入气管，一般这种情况小儿较常出现。一旦出现食物颗粒进入气管，人体会通过有力的咳嗽反射将空气推向咽喉，迫使食物颗粒咳出，这是人体正常的生理反射，实际为气道自我防御机制，人体表现为呛咳（图7）。如果没有完好的喉保护机制，食物误入气道，人体在咽期就容易发生呛咳和误吸。

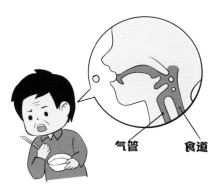

气管　　食道

图7　人体进食呛咳的表现

为什么有些喉部分切除术后试吃容易出现呛咳？

由于喉部分切除手术有较多手术方式，每种手术方式切除的喉部结构有所差异，我们以最常见的术式，环状软骨上喉部分切除术为例，来解释为什么有些喉部分切除术后试吃容易出现呛咳。

环状软骨上喉部分切除术一般会切除双侧声带、室带和（或）会厌、杓会厌襞，甚至切除一侧杓状软骨。一方面，这些组织的缺失会使喉部解剖结构发生改变，喉部的气道保护功能在很大程度上受到破坏；另一方面，手术可能损伤喉部神经，并引发喉腔黏膜肿胀、咽部感觉迟钝，所以术后喉的吞咽保护功能极大减弱。喉气道保护功能和吞咽保护功能的异常最终引发了进食后的呛咳和误吸，这极易导致吸入性肺炎的发生，长久下去还会引发营养不良。不能经口进食还会影响人进食的愉悦以及日常社交生活。因此，需要尽早重视。

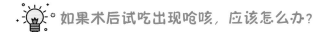

如果术后试吃出现呛咳，应该怎么办？

　　若在喉部分切除术后医生告知试吃呛咳可能性大，病人可以在试吃前通过"洼田饮水"试验（图 8）进行吞咽功能评估，根据评估结果决定采取哪种针对性措施。若被评定为吞咽功能异常，严重者除需遵医嘱鼻饲饮食外，还可以通过以下三个方法进行康复训练以改善呛咳症状，分别是改变体位、声门上吞咽、限制液体摄入。

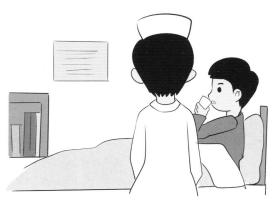

图 8　洼田饮水试验

改变体位主要包括低头吞咽（图9）和健侧体位吞咽两种。喉组织的切除导致呼吸道入口关闭不全，低头吞咽能使口咽解剖结构变窄，咽后壁与会厌之间空隙减小，呼吸道入口变窄，发生呛咳的概率降低。健侧体位吞咽即健侧在下，患侧在上，利用重力作用使食团（或食物残留）在健侧吞咽。因健侧保留部分喉部结构，仍存在部分气道保护功能和吞咽保护功能，可减轻呛咳症状。

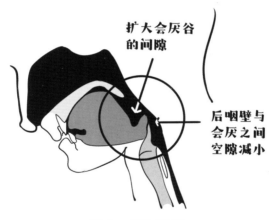

扩大会厌谷的间隙

后咽壁与会厌之间空隙减小

图9　低头吞咽

声门上吞咽是在吞咽前及吞咽时通过气道关闭，防止食物及液体误吸，吞咽后立即咳嗽，清除残留在声带处食物的一项气道保护技术。主要练习步骤为，首先深吸一口气后屏住气，将食团放在口腔内吞咽位置，保持屏气状态，同时做吞咽动作（1～2次），吞咽后吸气前立即咳嗽，再次吞咽。

因液体的黏附性低、流动性大，容易发生误吸，故对于呼吸道闭合不全、误吸风险高的病人，宜选用固体和半流质类食物，尽量避免稀液体和流质。也可选取密度均匀、黏性适当、有一定硬度、质地爽滑、易于变形能顺利通过咽部和食管的食物。将固体食物改成糊状或凝胶状、或在稀液体内加入增稠剂以增加黏度，也是常见的预防呛咳的办法。

临床上喉部分切除术后的试吃顺序，一般先从试吃软蛋糕、香蕉开始，然后改为藕粉、蒸蛋等糊状食物；待误咽减少时，逐步改为吃粥和烂糊面；最后，能顺利饮水时，可考虑拔除鼻饲管。

如何预防颈部呼吸者
气道梗阻？

 正常情况下人体是怎样呼吸的？

正常呼吸是维持人体生命的关键。我们吸入或呼出的气体是由氧气、二氧化碳以及氮气组成的混合气体，其中氧气对于我们的生存最为重要。正常呼吸时，气体从口、鼻部吸入，进入我们的身体，通过咽喉、气管、支气管，最终到达肺部，在横膈肌以及肋间肌辅助下，在肺泡进行气体交换（见图 10）。

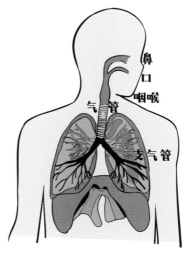

图 10 正常呼吸通道

什么是颈部呼吸？颈部呼吸者该如何呼吸？

首先我们需要了解颈部和气管的解剖位置。颈部介于头、胸和上肢间，颈部前方正中有呼吸道，两侧有血管、神经和淋巴结。气道是人体进行呼吸的通道，气管与支气管连接喉与肺。气管包括颈段气管和胸段气管两部分，其中上段居于我们颈前正中位，自环状软骨下缘至胸骨上窝，有7～8个气管环，称为颈部气管，前面覆有皮肤、筋膜、胸骨舌骨肌及胸骨甲状肌等组织（图11）。其位置较浅，可在颈前触及。

由气道炎症、外伤、肿瘤等因素导致正常呼吸通道暂时或者永久性损伤者，可通过颈前气管切开术或者颈部气管造瘘，建立开放气道，进行气体交换。颈部呼吸，即吸入或呼出的气体不再经过我们的口部或者鼻部，而是直接从颈部的气管切

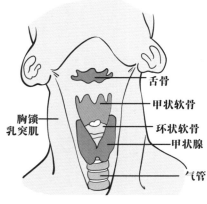

图 11　颈部和气管的解剖位置

舌骨
甲状软骨
环状软骨
甲状腺
胸锁乳突肌
气管

开处或者气管造口处进入，气体由此到达机体的肺部，从而形成的气体交换方式。

 颈部呼吸者为什么会发生气道梗阻？

其一，因颈部呼吸者气管套管或喉全切除术后的造口与周围环境直接相连，异物吸入的风险很大。其二，可能是气道湿化不到位、居家时气管导管清洗护理不当导致痰痂堵塞，气管切开处肉芽增生、肿瘤复发。其三，气管套管移位、脱出等因素所致。

对于有放疗史的病人，要格外注意。头颈部肿瘤病人的体质较差，无法自主咳嗽，在接受放疗后其咽喉处的黏膜可出现水肿，使呼吸道分泌物潴留，进而导致其发生呼吸道梗阻。随着病人放疗时间的延长，其颈部深处的软组织可出现小血管闭塞、结缔组织增生等不可逆的损伤。这些损伤可导致病人颈部的皮肤组织变硬，使其气管出现移位、变形，从而导致呼吸困难，气道梗阻，甚至窒息。

当颈部呼吸通道处呼吸气流较小或无明显气流时，考虑发生气道梗阻。气道梗阻者会出现烦躁不安、躁动明显，面色、口唇紫绀，吸气费力、呼吸浅快，血氧饱和度进行性下降，心率、血压明显改变等症状。

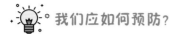 我们应如何预防？

为了预防颈部呼吸者气道梗阻，及时湿化气道，保持相对适宜的温度及湿度，是保持呼吸道通畅的一个重要措施。

正常人体经口鼻呼吸时，上呼吸道的鼻咽部对气体有加温和湿化作用。颈部呼吸者，吸入气体绕开了具有温暖和湿润作用的上呼吸道，只能从呼吸道本身吸收水分，从而导致呼吸道黏膜干燥，纤毛系统损伤，使其清除异物的能力大大降低，会引起呼吸道糜烂、溃疡，导致细菌感染，严重时形成痰痂，堵塞呼吸道。

合理的呼吸道湿化，通过湿润吸入气体，可起到稀释痰液、促进痰液及时排出、避免气道黏膜干燥、有效预防

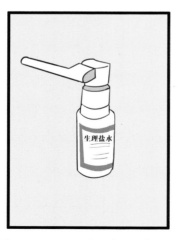

图 12　0.9% 生理氯化钠溶液

肺部感染等并发症发生的作用。湿化液一般选取0.9%生理氯化钠溶液（图12），进行间断湿化，间隔时间为1～2次/小时，每次湿化液的量约为3毫升。需要注意的是，颈部呼吸者进食后半小时内不可进行湿化，容易导致呛咳或气管吸入胃内容物造成吸入性肺炎，甚至窒息。当颈部呼吸者痰液较为黏稠，且不易咳出时，可进行雾化，使药液成雾状，通过吸气运动进入呼吸道。有研究表明，人工鼻能保持病人呼吸道黏液及纤毛运动正常运行，保持呼吸道内相对稳定的温度、湿度，有效减少肺部感染，改善痰液黏稠度，提高病人的舒适度。当天气较为干燥时，一般可选家用湿化器湿化空气（图13），有益于加强气管内纤毛运动。

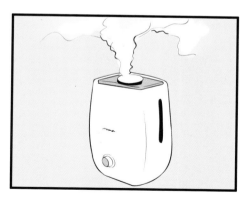

图 13　加湿器

对于行气管切开术，建立人工气道的颈部呼吸者，气管套管的妥善固定也是预防气道梗阻的一项重要措施。气管套管移位，脱出气道，会导致病人呼吸困难，甚至窒息。尤其是术后72小时，气道未形成窦道，需再次手术置管，增加创伤风险。

严格进行气管导管清洗消毒也是预防气道梗阻的重中之重。对于气管切开术后病人，内套管消毒常规每4～6小时消毒1次；对于行喉全切除术后颈部造口的病人，全喉筒消毒常规每日晨起消毒1次。对于金属材质的气管导管，传统使用煮沸消毒法；部分放化疗病人，因治疗需要会更换为塑料气管套管，此类塑料材质的套管避免使用煮沸法消毒，因沸水会使气管内套管变形损毁，影响使用，一般可选用双氧水浸泡、消毒清洗。常规清洗后，需注意的是，将内套管对光检查，查看是否有异物或者痰痂附着在管壁，务必保证内套管清洁无异物，再将其置入。

当病人外出时，由于颈部气道直接暴露于外部环境中，我们需要在保证有效通气的情况下，选用喉帘、气切喉罩或者透气性强的纱布进行遮挡，避免灰尘、异物进入气道中，形成气道异物，导致气道梗阻。

颈部呼吸者气道梗阻时如何急救？

　　喉切除的病人需要通过颈部造口来呼吸，成为颈部呼吸者，这种情况有的是暂时的，有的是终身的。颈部呼吸者常见的危急症状之一是突发呼吸困难，通常由异物吸入或者痰液黏稠导致气道堵塞引起，这种情况可以通过在造口外增加遮挡及进行正确的气道护理加以预防。更严重的则是因为其他合并症，如心脏、肺部和血管等疾病引起心脏骤停。病人救治成功的基础是建立有效的通气，但当颈部呼吸者突发心跳骤停需要进行心肺复苏救护时，常常因为救护者不知其为颈部呼吸者或不知对颈部呼吸者的救助方式而延误治疗。

　　心肺复苏常用的通气方法是"口对口人工呼吸"，但对颈部呼吸者来说，这种方法是不正确的，甚至是完全无效的。而且，对于不同类型的颈部呼吸者，通气的方法都是不同的。

"全部经颈部呼吸者"和"部分经颈部呼吸者"的区别是什么？

"全部经颈部呼吸者（包括喉全切除病人）"和"部分经颈部呼吸者"的结构区别同"气管造瘘"和"气管切开"的区别，详见前文。相对的，虽然部分经颈部呼吸者的气管也是开口于颈前部，但气管仍然与上呼吸道有一定连接，所以部分经颈部呼吸者除了主要由气管切口进行呼吸外，他们也能够通过嘴巴和鼻子呼吸，不过经嘴巴和鼻子呼吸的比例并不很高。

部分经颈部呼吸者通过颈前的气管套管进行呼吸。全部经颈部呼吸者则会永久留有颈前造口，无论是早期佩戴全喉筒时抑或是导管拔除留有一个造口都会让他们异于常人，在生活中为了不引人注意，他们会用镂空玉佩、丝巾、领带等饰品遮挡住他们的气管造口，也有很多病人使用湿热交换器或者免持设备安在他们的造口上。于是，当他们发生呼吸困难或需要心肺复苏（CPR）时，普通人甚至一些医务人员常常难以区分，甚至注意不到病人是个"经颈部呼吸者"，而常规进行"口对口人工呼吸"，这不仅不能给予帮助，还会延误救治时机导致毁灭性的后果。

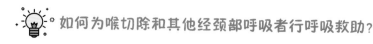

如何为喉切除和其他经颈部呼吸者行呼吸救助？

在救援"全部经颈部呼吸者"时，正确的通气方法是进行"口对气管造口呼吸"。"口对气管造口呼吸"的步骤：

首先暴露颈部，初步判断颈部呼吸者类型。部分经颈部呼吸者，都会佩戴气管套管，套管的材料可能是金属或者硅胶的（图14左图），全部经颈部呼吸者佩戴的套管口径更大，或者直接不戴套管，只留颈部造口（图14右图）。

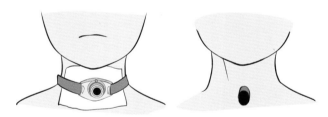

图 14　部分经颈部呼吸者（左）和全部经颈部呼吸者（右）
同图 4

去除覆盖在气管造口上的东西，如过滤器、衣服、饰品等，这些东西可能会阻塞气道，妨碍后续通气。然后清除气管造口的痰液等分泌物，表面的可以用布或者纸巾擦拭，对于部分经颈部呼吸者佩戴有双层套管的，可以先将内套管取出，全部经颈部呼吸者则可直接将套管去除，这样可以清除套管内的黏稠痰液和痰痂，有可见的异物也应一并去除，有利于气道通畅。如果院前急救人员在场还可以用 2 ~ 5 毫升生理盐水滴入套管后再进行吸痰。

接着是经过颈部气管造口进行口对气管呼吸或使用简易呼吸器面罩（婴幼儿面罩或成人面罩转 90 度）对气管造口进行通气（图 15 ~ 图 17）。

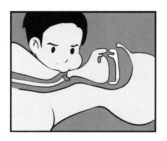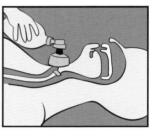

图 15 全部经颈部呼吸者通气方式

救援部分经颈部呼吸者时需要注意，虽然主要是通过气管造口，但他们的呼吸道仍然与口、鼻腔连接。因此，对气管造口送气时，会有一部分气体会从口、鼻腔处漏走，从而减弱通气效果。所以当对部分经颈部呼吸者进行人工通气时，需要将病人的口腔闭合，并捏住他们的鼻子以防止漏气。

如果要用气管插管为这些病人进行急救，插管深度要小于一般病人以适应气管套管内气管的长度，插管时更要小心，可以使用较小管径的插管。如果病人需要长时间使用氧气，需使用气切型氧气面罩（图16）给氧，同时需要湿化。

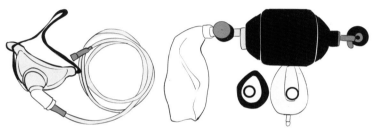

图16　气切型氧气面罩　图17　简易呼吸器（成人和小儿面罩）

给颈部呼吸者进行救护时还有其他注意事项吗？

对于某些喉切除病人，因为手术前后放疗或者手术时进行了颈部淋巴结联合清扫手术，造成颈部组织纤维化、局部手术疤痕、皮肤硬结等，可能难以判断是否有颈动脉搏动；有些喉切除病人因为手臂的皮瓣被取用于上呼吸道的重建，救治时无法触摸到桡动脉的脉搏。

喉切除病人在呼吸窘迫时的语言交流仍存在很大困难，

他们往往难以表达感受和需求，大多数时候他们已经失去意识或者因为通气需要无法发声。外出时可通过随身携带紧急卡、车内放置紧急卡，或佩戴手链、颈部项链来提醒人们他们是"颈部呼吸者"，从而减少急救时错误的通气操作。紧急卡上应该写明他们的医疗状况清单、正在使用的药物、家属姓名和联系方式，注明自己是经颈部呼吸者，亦可加以注明在紧急情况下照顾颈部呼吸者的方法，这样可以为急救获取宝贵的时间。

喉切除病人接受医疗处置或手术

当喉切除的病人因其他系统疾病需要手术治疗时，许多非耳鼻喉科专业的医护人员，可能不熟悉喉切除病人独特的解剖结构、发声方式，也不了解如何为喉切除病人提供更加安全的气道管理。所以建议喉切除病人事先告知主治医生及分管护士，告诉他们自己有独特的需求和解剖结构。有使用发声瓣或发音纽的喉切除病人应该让麻醉医师观察他们的气管造口，提醒他们不要将人工发声瓣或发音纽摘除。在进入手术室前去除不必要的保护装置和遮挡物；与医护人员商量好，怎样通过简单手势表示自己的痛苦或者需求；可以用手语、点头摇头、唇语或者食管发音等方式来表达。对于一些文化层次低不会写字的老年人，家属还可以通过自制的生活交流卡（图18），包括生活类（口渴、饿了、大便、小便等）、安全类（疼痛、吸痰、胸闷、发热等）、自我实现类（家人陪伴、活动娱乐等）卡片，使病人在沟通时简单、快速、高效。

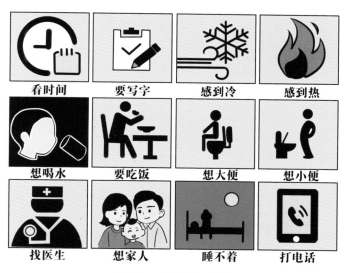

看时间	要写字	感到冷	感到热
想喝水	要吃饭	想大便	想小便
找医生	想家人	睡不着	打电话

图18　生活交流卡

后　记

　　正常的通气功能对维持人体内环境的稳定有着重要作用。如因各种原因使得气道通畅性受阻或通气功能异常，除了为病人提供及时、有效的医疗处置外，还须对病人进行相关的气道护理。

　　本套书围绕耳鼻喉科气道护理展开，根据不同主题内容分为五册，包括小儿和成人气道急救护理、气管切开病人的气道护理、喉切除术围手术期及居家护理，力求为病人及其家属提供在院前急救、治疗和康复过程中关于气道护理的合理有效的处置措施。

　　本套书由来自复旦大学附属眼耳鼻喉科医院、华中科技大学同济医学院附属协和医院、首都医科大学附属北京同仁医院、中南大学湘雅三医院、山东省立医院等全国九家医院的耳鼻喉科医护领域的 30 多位专家共同编写。由于编者水平所限，不足之处难免，请广大读者不吝赐教，提出宝贵意见。

　　本套书为科普读物，适合普通大众、气管切开与喉切除病人及其家属阅读，也适合耳鼻喉科护士阅读和参考。

张　明　徐　静　吴建芳

2023 年 8 月于上海